Dr.R. Sundhararajan
S.G. Raman
R. JothiLakshmi

Tecnologia das ervas

Dr.R. Sundhararajan
S.G. Raman
R. JothiLakshmi

Tecnologia das ervas

Plantas medicinais - Anti-hipertensivo

ScienciaScripts

Imprint

Any brand names and product names mentioned in this book are subject to trademark, brand or patent protection and are trademarks or registered trademarks of their respective holders. The use of brand names, product names, common names, trade names, product descriptions etc. even without a particular marking in this work is in no way to be construed to mean that such names may be regarded as unrestricted in respect of trademark and brand protection legislation and could thus be used by anyone.

Cover image: www.ingimage.com

This book is a translation from the original published under ISBN 978-620-7-46029-8.

Publisher:
Sciencia Scripts
is a trademark of
Dodo Books Indian Ocean Ltd. and OmniScriptum S.R.L publishing group

120 High Road, East Finchley, London, N2 9ED, United Kingdom
Str. Armeneasca 28/1, office 1, Chisinau MD-2012, Republic of Moldova, Europe
Printed at: see last page
ISBN: 978-620-7-63132-2

ÍNDICE DE CONTEÚDOS

Plantas usadas para anti-hipertensão

Introdução

A globalização de estilos de vida pouco saudáveis fez com que as doenças não contagiosas, como as doenças cardiovasculares, o cancro, a diabetes e as doenças pulmonares crónicas, passassem a ser a principal causa de mortalidade no mundo, ultrapassando as doenças infecciosas (OMS, 2013). A nível mundial, as doenças cardiovasculares são responsáveis por cerca de 17 milhões de mortes anuais. Destas, as complicações causadas pela hipertensão são responsáveis por cerca de 9,4 milhões de mortes por ano em todo o mundo (OMS, 2013). A hipertensão afecta as populações dos países de baixo e médio rendimento, onde os sistemas de saúde são fracos. Nestes países, factores sociais como o desemprego, os baixos níveis de escolaridade e a falta de habitação adequada prejudicam os factores de risco comportamentais, que podem influenciar o desenvolvimento da hipertensão. A ocorrência mundial de hipertensão é mais elevada na Região Africana da OMS (que representa 45 países do continente africano), onde 46% dos adultos com idade superior a 24 anos são diagnosticados com a doença (OMS, 2013). Estatísticas de 2008 (OMS, 2014) indicam que 33% da população sul-africana tem pressão arterial elevada e, segundo a OMS (2014), 18% das 608.000 mortes ocorridas em 2012 na África do Sul foram causadas por doenças cardiovasculares.

O aumento da prevalência global da hipertensão é atribuído ao crescimento da população, uma vez que as pessoas vivem mais tempo do que anteriormente, e a factores de risco comportamentais, como dietas pouco saudáveis, consumo nocivo de álcool, falta de atividade física, excesso de peso e stress persistente. Se a hipertensão for detectada precocemente, é possível minimizar os riscos de enfarte do miocárdio, insuficiência cardíaca, acidentes vasculares cerebrais e insuficiência renal. O tratamento médico envolve a utilização de diuréticos, fármacos simpáticos e vasodilatadores, inibidores da ECA, antagonistas do Ca e antagonistas da aldosterona. Nas formas ligeiras de hipertensão, a fitomedicina pode proporcionar benefícios diuréticos, simpáticos e vasodilatadores (Van Wyk e Wink, 2004). Alguns medicamentos anti-hipertensão disponíveis contêm alcalóides como a reserpina, a rescinnamina e a serpentina, que provêm de plantas e são atualmente utilizados para tratar formas graves de hipertensão. Embora a utilização de medicamentos à base de plantas seja geralmente considerada "segura" por serem "naturais", a ingestão de tais preparações à base de plantas pode afetar negativamente a hipertensão, particularmente em doentes idosos tratados com polifarmácia (Ali-Shtayeh et al., 2013). Os medicamentos à base de plantas podem afetar a absorção e o metabolismo ou a excreção de medicamentos cardiovasculares administrados concomitantemente. Por exemplo, quando o alho (Alium sativum L.) é tomado com medicamentos anticoagulantes, antiplaquetários e anti-inflamatórios não esteróides, aumenta o risco de hemorragia. A erva de São João (Hypericum perforatum L.) reduz os efeitos dos medicamentos varfarina, digoxina, ivabradina, nifedipina, verapamil, talinold, sinvastatina e atorvastatina. Um estudo realizado na Palestina indicou que, de 4575 doentes hipertensos entrevistados, 86% utilizavam pelo menos um tipo de medicina alternativa com medicamentos alopáticos e, destes, 68% não revelavam este facto aos seus prestadores de cuidados de saúde. Nos Estados Unidos, 69% de 4000 pacientes que utilizavam simultaneamente suplementos e medicamentos sujeitos a receita médica não informaram os seus médicos sobre a utilização de suplementos. Este facto pode resultar em potenciais riscos para a saúde. Estes resultados indicam uma falta de sensibilização dos pacientes para os perigos que podem acompanhar a utilização simultânea não supervisionada de medicamentos e plantas medicinais e levantam questões sobre se os profissionais de saúde exploram suficientemente a auto-utilização de medicinas alternativas pelos seus pacientes. Consequências potencialmente graves podem ser evitadas através da obtenção de um historial mais cuidadoso da utilização pelo doente de medicinas complementares e alternativas, como as plantas medicinais.

Foram realizados muitos estudos sobre a utilização de plantas medicinais para controlar a hipertensão, incluindo estudos em duas províncias diferentes de Marrocos em 2007, no Estado de Edo da Nigéria, na Palestina e em Manisa, na Turquia. As plantas para o tratamento da hipertensão são mencionadas em vários levantamentos botânicos gerais realizados na África do Sul, mas não foi realizado nenhum estudo específico para obter informações sobre a utilização de plantas anti-hipertensivas. Um extenso inventário de plantas medicinais Zulu e utilizações registadas para 1032 espécies de plantas, das quais 32 espécies foram utilizadas para problemas cardíacos, incluindo a hipertensão. Hutchings et al. obtiveram a maior parte da informação a partir da literatura e de entrevistas com nyangas (médicos zulus que usam plantas medicinais), e não de leigos como no presente inquérito. A informação sobre plantas utilizadas para tratar a hipertensão está também documentada para outros grupos culturais na África do Sul, nomeadamente os "médicos do mato" rasta entre as pessoas de cor na província do Cabo Ocidental e as pessoas de ascendência khoisan, que são conhecidas por utilizarem plantas para tratar a hipertensão. Inquéritos etnobotânicos anteriores realizados no norte de Maputaland indicaram a preferência pela utilização da medicina tradicional em vez da medicina alopática e mostraram o papel que a medicina tradicional pode desempenhar no sistema de cuidados de saúde primários nesta comunidade rural. Todos os inquéritos anteriores realizados nesta região sobre leigos incidiram sobretudo no tratamento de doenças agudas ou infecciosas e não de doenças crónicas como a hipertensão. Este inquérito teve como objetivo investigar os conhecimentos que os leigos têm sobre as plantas utilizadas no tratamento da hipertensão e determinar em que medida utilizam plantas medicinais em simultâneo com medicamentos prescritos para a hipertensão.

Medicamentos à base de plantas utilizados como anti-hipertensivos

1. Ginger

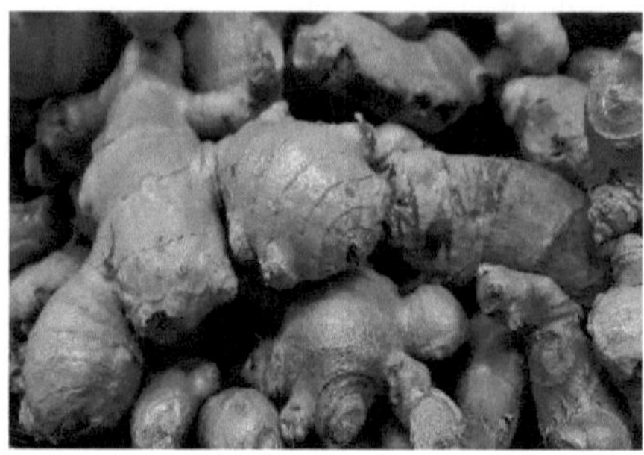

> **Sinónimos:**

- Zingiber officinale

> **Fonte biológica:**

- O gengibre é obtido a partir dos rizomas (caules subterrâneos) da planta Zingiber officinale.

> **Família:**

- Zingiberaceae.

> **Peças utilizadas:**
- Rizoma

> **Constituintes químicos:**

- Os constituintes activos do gengibre incluem:

    - **Gingerol:** Este é o principal composto bioativo responsável pelo sabor e aroma característicos do gengibre. Tem também propriedades anti-inflamatórias e antioxidantes.

    - **Shogaol:** Formado quando o gingerol é desidratado ou aquecido, o shogaol também contribui para o sabor picante do gengibre.

- **Zingibereno:** Um óleo volátil que dá ao gengibre a sua fragrância caraterística.

- **Zingerona:** Outro composto com propriedades antioxidantes e anti-inflamatórias.

➢ **Utilizações:**

- **Utilizações culinárias:** O gengibre é muito utilizado como especiaria na culinária, especialmente na cozinha asiática. Dá sabor e aroma a vários pratos.

- **Usos medicinais:**

  - **Ajuda digestiva:** O gengibre é conhecido pela sua capacidade de aliviar problemas digestivos, incluindo náuseas, vómitos e indigestão.

  - **Anti-inflamatório:** O gengibre tem propriedades anti-inflamatórias e é utilizado para reduzir a inflamação e a dor.

  - **Remédio para constipações e gripes:** O gengibre é frequentemente utilizado como um remédio caseiro para constipações e gripes. O chá de gengibre é uma escolha popular.

  - **Enjoo de movimento e enjoo matinal:** O gengibre é eficaz na redução dos sintomas de enjoo de movimento e enjoo matinal em mulheres grávidas.

  - **Alívio da dor:** Pode ajudar a reduzir as dores musculares e a dor.

- **Medicina tradicional:** Nos sistemas de medicina tradicional, como a Ayurveda e a medicina tradicional chinesa, o gengibre é utilizado para vários fins terapêuticos.

- **Agente aromatizante:** O gengibre é utilizado na produção de bebidas, como o ginger ale e a cerveja de gengibre.

- **Óleos essenciais:** O óleo essencial de gengibre, derivado do rizoma, é utilizado em aromaterapia pelos seus efeitos estimulantes e calmantes.

- **Conservante culinário:** Em algumas culturas, o gengibre é utilizado como conservante natural para pickles e outros produtos alimentares.

➤ **Partes usadas para anti-hipertensivo:**

- O rizoma, ou caule subterrâneo, é a parte da planta do gengibre que é normalmente utilizada para vários fins, incluindo potenciais efeitos anti-hipertensivos.

2. Planta do chá

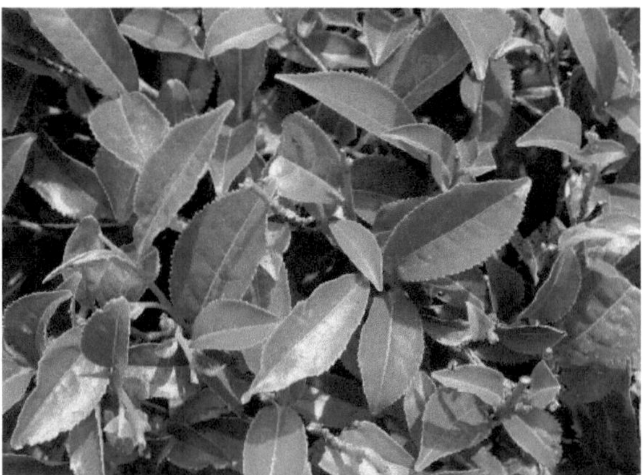

➤ **Sinónimo:**

- Camellia sinensis: O nome científico da planta do chá.

➤ **Fonte biológica:**

- A planta do chá é derivada das folhas da planta Camellia sinensis.

➤ **Família:**

- Theaceae.

➤ **Peças utilizadas:**

- Folhas

➢ **Constituintes químicos:**

- A composição química das folhas de chá pode variar, mas os principais constituintes incluem:

- **Cafeína:** Um estimulante natural que se encontra em quantidades variáveis nas folhas de chá.

- **Polifenóis:** Incluindo catequinas, epicatequinas e outros, que contribuem para o sabor e os benefícios para a saúde do chá.

- **Flavonóides:** Compostos antioxidantes que fazem parte do grupo dos polifenóis.

- **Teanina:** Um aminoácido que contribui para o sabor umami do chá e pode ter propriedades relaxantes.

➢ **Utilizações:**

- **Produção de bebidas:** A principal utilização da planta do chá é a produção de bebidas à base de chá. As folhas são processadas para produzir vários tipos de chá, incluindo chá verde, chá preto, chá branco e chá oolong.

- **Utilizações culinárias:** As folhas de chá são por vezes utilizadas na culinária para dar sabor, e os extractos de chá são utilizados na indústria alimentar.

- **Medicina tradicional:** Em algumas culturas, o chá é consumido pelos seus potenciais benefícios para a saúde, atribuídos às suas propriedades antioxidantes e a outros compostos bioactivos.

- **Fonte de cafeína:** O chá é uma fonte natural de cafeína e é consumido em todo o mundo pelos seus efeitos estimulantes.

- **Importância cultural e social:** O chá tem importância cultural em várias sociedades e está frequentemente associado a rituais e cerimónias sociais.

➢ **Partes usadas para anti-hipertensivo:**

- As propriedades anti-hipertensivas (que reduzem a tensão arterial) do chá são frequentemente atribuídas a vários compostos bioactivos presentes nas folhas da planta do chá (Camellia sinensis). Estes compostos, nomeadamente as catequinas e a teanina, estão mais concentrados em certos tipos de chá, como o chá verde.

3. Avena Sativa

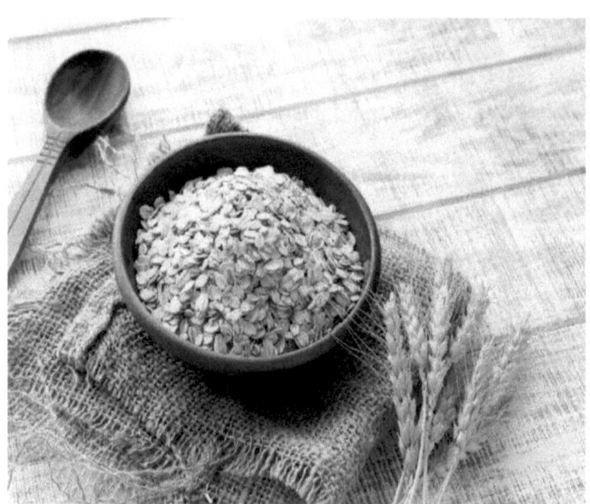

> **Sinónimo:**

- A Avena sativa é vulgarmente conhecida como aveia.

> **Fonte biológica:**

- A Avena sativa é uma espécie de cereal e a parte utilizada para diversos fins são as sementes, vulgarmente designadas por grãos de aveia.

> **Família:**

- Poaceae (família das gramíneas).

> **Peças utilizadas:**

- Sementes

> **Constituintes químicos:**

- **Farelo de aveia:** A aveia é rica em fibra alimentar, particularmente beta-glucanos, que têm sido associados a vários benefícios para a saúde.

- **Proteínas:** A aveia contém proteínas com um perfil de aminoácidos equilibrado.

- **Hidratos de carbono:** A aveia é uma boa fonte de hidratos de carbono complexos.

- **Lípidos:** A aveia contém gorduras saudáveis, incluindo ácidos gordos insaturados.

- **Vitaminas e minerais:** A aveia contém várias vitaminas e minerais, incluindo vitaminas B, ferro, magnésio e zinco.

➢ **Utilizações:**

- **Alimentos básicos:** A aveia é normalmente consumida como um alimento básico, muitas vezes sob a forma de farinha de aveia ou aveia em flocos. É utilizada em cereais de pequeno-almoço, papas de aveia e produtos de pastelaria.

- **Fonte de fibra alimentar:** A aveia, especialmente o farelo de aveia, é uma fonte rica de fibra solúvel, particularmente beta-glucanos. Este tipo de fibra tem sido associado a benefícios para a saúde do coração, incluindo a redução do colesterol.

- **Suplemento nutricional:** Os extractos ou suplementos de aveia são por vezes utilizados pelo seu conteúdo nutricional, incluindo fibras e outros compostos bioactivos.

- **Produtos cosméticos e de cuidados da pele:** Os extractos de aveia são conhecidos pelas suas propriedades calmantes e são utilizados em produtos cosméticos e de cuidados da pele para peles sensíveis ou irritadas.

- **Alimentação animal:** A aveia é também utilizada como alimento para o gado.

- **Medicina tradicional:** Na medicina tradicional à base de plantas, a aveia tem sido utilizada pelas suas alegadas propriedades calmantes e restauradoras.

➢ **Partes usadas para anti-hipertensivo:**

- É importante notar que os factores relacionados com o estilo de vida, incluindo uma dieta saudável, exercício físico regular e gestão do stress, desempenham um papel crucial na gestão da hipertensão. Se tiver preocupações de saúde específicas ou estiver a considerar a aveia ou produtos à base de aveia pelos seus potenciais efeitos anti-hipertensivos.

4. Nigella Sativa

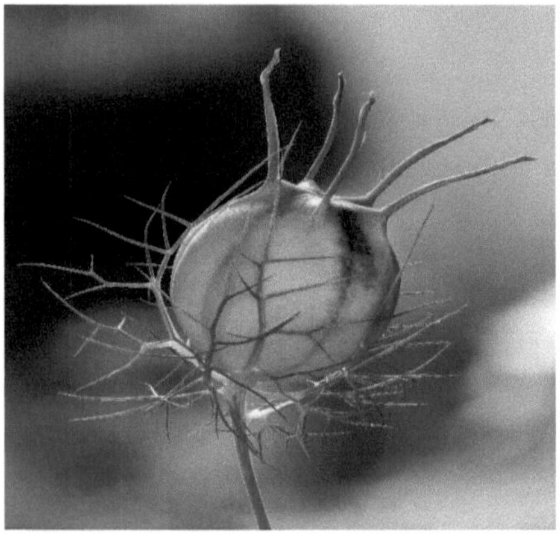

> **Sinónimo:**

- A Nigella sativa é vulgarmente conhecida como semente preta, cominho preto ou flor de funcho. Por vezes, é referida como Kalonji no Sul da Ásia.

> **Fonte biológica:**

- A Nigella sativa é uma planta anual com flor que pertence à família das Ranunculaceae. As sementes da planta Nigella sativa são a parte utilizada para diversos fins.

> **Família:**

- Ranunculaceae.

> **Peças utilizadas:**

- Sementes

> **Constituintes químicos:**

- **Timoquinona:** Este é considerado o principal composto ativo da Nigella sativa e é conhecido pelas suas propriedades antioxidantes e anti-inflamatórias.

- **Timol:** Outro composto importante com propriedades antifúngicas, antibacterianas e antioxidantes.

- **Carvacrol:** Um composto com propriedades antimicrobianas.

- **Nigelona:** Conhecida pelos seus efeitos broncodilatadores e antiasmáticos.

- **Ácidos gordos essenciais:** Incluindo o ácido linoleico e o ácido oleico.

- **Vitaminas e Minerais:** As sementes de Nigella sativa contêm várias vitaminas e minerais, incluindo ferro, cálcio, potássio e vitaminas A, B e C.

> **Utilizações:**

- **Utilizações culinárias:** As sementes de Nigella sativa são utilizadas como especiaria em várias cozinhas, particularmente na cozinha do Médio Oriente e do Sul da Ásia. Têm um sabor ligeiramente amargo e são frequentemente polvilhadas no pão ou utilizadas em pickles.

- **Medicina tradicional:** A Nigella sativa tem um longo historial de utilização na medicina tradicional. Acredita-se que tem vários benefícios para a saúde, incluindo apoio ao sistema imunitário, saúde digestiva e apoio respiratório.

- **Suplementos:** Os suplementos de Nigella sativa, muitas vezes sob a forma de cápsulas de óleo, são utilizados devido aos potenciais benefícios para a saúde.

- **Cuidados com a pele:** O óleo extraído das sementes de Nigella sativa é por vezes utilizado em produtos de cuidados da pele devido às suas propriedades anti-inflamatórias e antioxidantes.

- **Saúde respiratória:** A Nigella sativa é utilizada na medicina tradicional para doenças respiratórias como a asma e a bronquite.

- **Propriedades antimicrobianas:** Alguns estudos sugerem que a Nigella sativa tem propriedades antimicrobianas que podem ser benéficas para várias infecções.

➢ **Partes utilizadas para Anti-hipertensivo:**

- A Nigella sativa, vulgarmente conhecida como semente preta ou cominho preto, tem sido estudada por vários benefícios potenciais para a saúde, incluindo os seus efeitos na tensão arterial e na saúde cardiovascular. A parte principal da Nigella sativa utilizada para potenciais efeitos anti-hipertensivos é a semente.

5. Coptis Chinensis

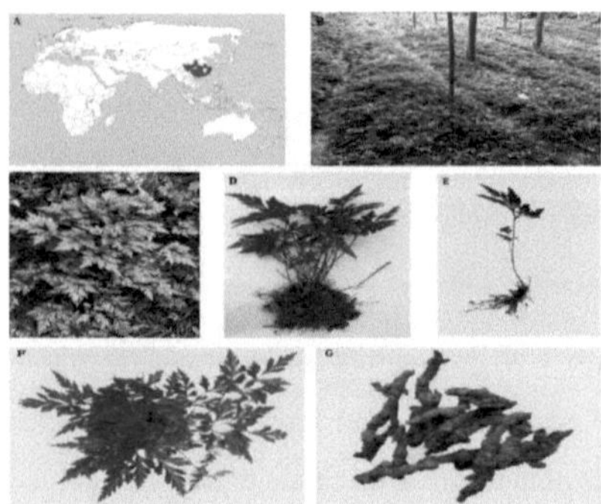

➢ **Sinónimo:**

- A Coptis chinensis é vulgarmente conhecida como fio de ouro chinês ou Huanglian na medicina chinesa.

➢ **Fonte biológica:**

- A Coptis chinensis é uma espécie de planta com flor que pertence à família das Ranunculáceas. O rizoma (caule subterrâneo) é a parte da planta utilizada principalmente para fins medicinais.

➢ **Família:**

- Ranunculaceae.

➢ **Peças utilizadas:**

- Rizoma

➢ **Constituintes químicos:**

- **Alcalóides:** A Coptis chinensis é rica em alcalóides, sendo a berberina um dos principais compostos bioactivos. A berberina é conhecida pelos seus benefícios antimicrobianos, anti-inflamatórios e potenciais benefícios cardiovasculares.

- **Outros compostos: Para** além da berberina, a Coptis chinensis contém outros alcalóides, incluindo a coptisina, a palmatina e a epiberberina. Estes compostos contribuem para as propriedades medicinais da planta.

➢ **Utilizações:**

- **Medicina Tradicional Chinesa (MTC):** A Coptis chinensis tem uma longa história de utilização na Medicina Tradicional Chinesa. É valorizada pelo seu sabor amargo e está associada às propriedades de "limpeza do calor" e "secagem da humidade" na teoria da MTC.

- **Problemas gastrointestinais:** Na MTC, a Coptis chinensis é frequentemente utilizada para tratar problemas gastrointestinais, incluindo diarreia e distúrbios digestivos. Acredita-se que tem propriedades antimicrobianas.

- **Propriedades anti-inflamatórias:** A berberina, um dos principais alcalóides da Coptis chinensis, foi estudada pelos seus efeitos anti-inflamatórios.

- **Saúde cardiovascular:** Alguns estudos sugerem que a berberina pode ter benefícios cardiovasculares, incluindo potenciais efeitos nos níveis de colesterol e na regulação do açúcar no sangue.

- **Antimicrobiano:** A Coptis chinensis tem sido tradicionalmente utilizada pelas suas propriedades antimicrobianas e pode ser empregue em infecções.

- **Elixir bucal e saúde oral:** Os produtos que contêm berberina derivados da Coptis chinensis são utilizados em alguns produtos de higiene oral, incluindo elixires, devido às suas potenciais propriedades antimicrobianas.

➤ **Partes utilizadas para anti-hipertensão:**

- O rizoma, ou caule subterrâneo, da Coptis chinensis é a parte principal da planta utilizada pelas suas propriedades medicinais.
- É rica em alcalóides, sendo a berberina um dos principais compostos associados a potenciais benefícios cardiovasculares, incluindo efeitos anti-hipertensivos.

6. Panax

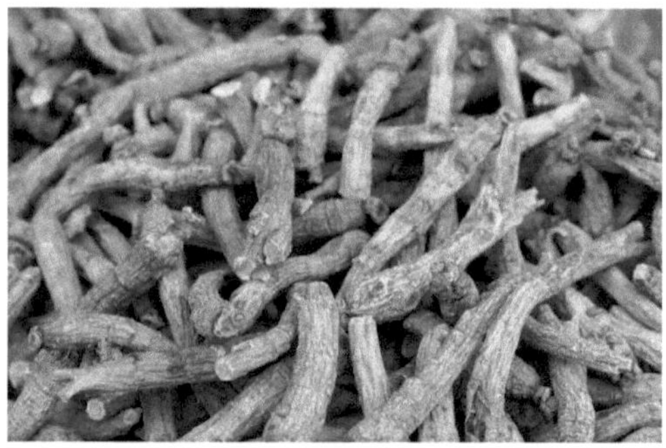

Sinónimos:

- Ginseng asiático
- Ginseng coreano
- Ginseng chinês

Fonte biológica:

- O Panax ginseng é uma erva perene que pertence à família das Araliaceae.

Família:

- Araliaceae

Peças utilizadas:

- Raiz

Usos medicinais:

- Anti-hipertensivo (regulação da tensão arterial)
- Adaptogénico (ajuda o corpo a lidar com o stress)
- Apoio ao sistema imunitário
- Aumento da energia e da vitalidade
- Melhoria da função cognitiva
- Propriedades anti-inflamatórias

Constituintes químicos:

- Ginsenósidos (os principais compostos activos)
- Polissacáridos
- Poliacetilenos
- Panaxás
- Saponinas de panaxatriol

Utilizações:

- Anti-hipertensivo: O Panax ginseng tem sido estudado pelo seu potencial para ajudar a regular a tensão arterial, tornando-o útil no controlo da hipertensão.
- Propriedades adaptogénicas: É considerado um adaptogénio, o que significa que pode ajudar o corpo a adaptar-se ao stress e a restaurar o equilíbrio.
- Apoio ao sistema imunitário: Alguns estudos sugerem que o ginseng pode ter propriedades de reforço imunitário, ajudando o corpo a defender-se contra infecções.
- Aumento da energia e da vitalidade: O Panax ginseng é frequentemente utilizado para combater a fadiga e aumentar os níveis de energia, tanto a nível físico como mental.
- Melhoria da função cognitiva: Existem provas que sugerem que o ginseng pode ter efeitos positivos na função cognitiva, incluindo a memória e a concentração.
- Propriedades anti-inflamatórias: Pode ter efeitos anti-inflamatórios, o que pode ser benéfico em várias condições inflamatórias.

7. Apium Graveolens

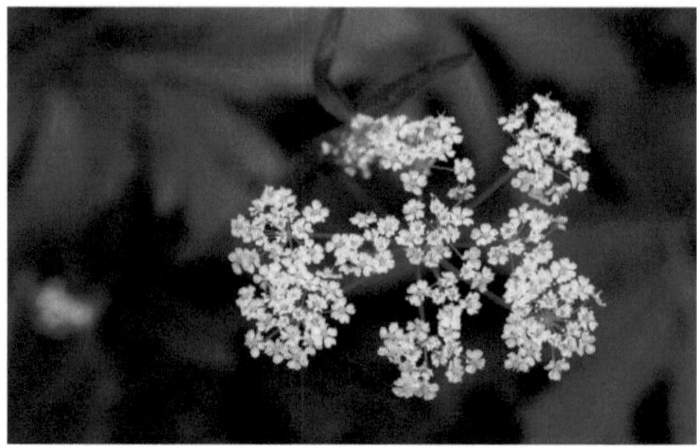

Sinónimo:

- Aipo

Fonte biológica:

- O Apium graveolens é uma espécie vegetal da família Apiaceae, vulgarmente conhecida como a família do aipo.

Família:

- Apiaceae

Peças utilizadas:

- Talos, folhas e sementes.

Constituintes químicos:

- O aipo contém vários compostos bioactivos, incluindo ftalídeos (como o 3-n-butilftalídeo), flavonóides, cumarinas e óleos essenciais. Pensa-se que estes componentes contribuem para os potenciais benefícios da planta para a saúde.

Utilizações:

- Utilização culinária: O aipo é normalmente utilizado como vegetal em saladas, sopas e vários pratos.
- Medicina tradicional: Na medicina tradicional, o aipo tem sido utilizado pelas suas propriedades diuréticas e para ajudar a aliviar doenças como a artrite e a gota.

- Propriedades anti-hipertensivas: O aipo é frequentemente citado pelos seus potenciais efeitos anti-hipertensivos (redução da tensão arterial). Alguns estudos sugerem que os compostos do aipo podem ajudar a relaxar os vasos sanguíneos e reduzir a tensão arterial.

Partes utilizadas para anti-hipertensão:

- Talos: A parte mais comummente consumida do aipo é o talo. Alguns estudos sugerem que o extrato de aipo, particularmente dos talos, pode ter efeitos anti-hipertensivos.

8. Canela

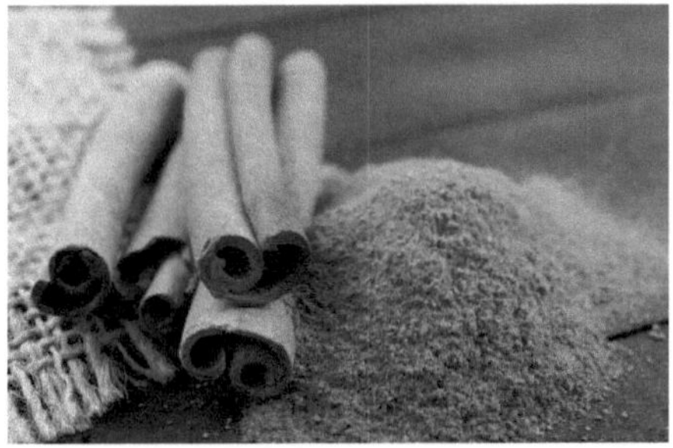

Sinónimo:

- Cinnamomum verum e Cinnamomum cassia.

Fonte biológica:

- A canela é obtida a partir da casca interna das árvores pertencentes ao género Cinnamomum. A Cinnamomum verum é frequentemente designada por canela verdadeira, enquanto a Cinnamomum cassia é conhecida por canela de cássia.

Família:

- Lauraceae

Peças utilizadas:

A casca da canela.

Constituintes químicos:

-

- A canela contém uma variedade de compostos bioactivos, incluindo o cinamaldeído, o eugenol, o ácido cinâmico e a cumarina. Estes compostos contribuem para o sabor e aroma característicos da canela e acredita-se que tenham potenciais benefícios para a saúde.

Utilizações:

- Utilização culinária: A canela é uma especiaria popular utilizada na culinária e na pastelaria, acrescentando sabor a uma grande variedade de pratos, sobremesas e bebidas.

- Medicina tradicional: Na medicina tradicional, a canela tem sido utilizada pelas suas potenciais propriedades anti-inflamatórias, antioxidantes e antimicrobianas.

- Regulação do açúcar no sangue: Alguns estudos sugerem que a canela pode ajudar a regular os níveis de açúcar no sangue, tornando-a potencialmente benéfica para indivíduos com diabetes.

- Propriedades antimicrobianas: A canela tem sido estudada pelos seus efeitos antimicrobianos e pode ter aplicações na conservação de alimentos.

Partes utilizadas para anti-hipertensão:

- Embora a canela não esteja normalmente associada a propriedades anti-hipertensivas directas, alguns estudos exploraram os seus potenciais benefícios cardiovasculares, incluindo a regulação da pressão arterial. Os mecanismos não são totalmente claros, mas podem envolver a melhoria da função dos vasos sanguíneos e a redução da inflamação.

9. Tomilho

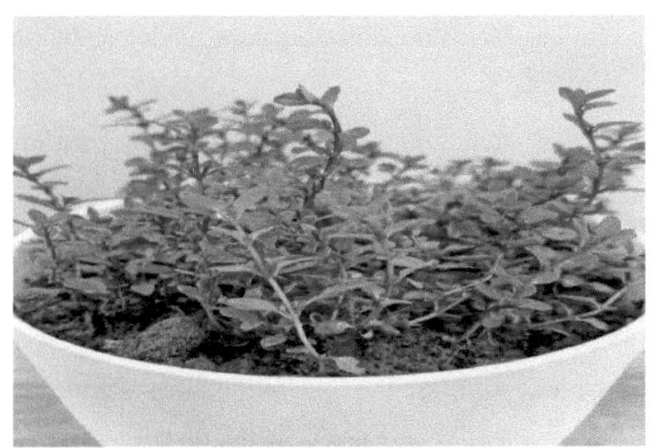

Sinónimo:

"Timo".

Fonte biológica:

O Thymus vulgaris é a fonte biológica do tomilho.

Família:

Lamiaceae

Peças utilizadas:

Folhas e floração

Constituintes químicos:

O tomilho contém vários constituintes químicos, incluindo óleos essenciais como o timol, o carvacrol, o p-cimeno e o linalol. Estes compostos contribuem para as propriedades aromáticas e medicinais do tomilho.

Utilizações:

1. Fins culinários: O tomilho é uma erva culinária popular utilizada para dar sabor a uma variedade de pratos, incluindo sopas, guisados, molhos e carnes.
2. Usos medicinais:

- Propriedades antimicrobianas: O tomilho tem propriedades antimicrobianas e tem sido tradicionalmente utilizado para tratar infecções respiratórias.

- Antioxidante: Possui propriedades antioxidantes, ajudando a combater o stress oxidativo no organismo.

- Ajuda digestiva: O tomilho tem sido utilizado para ajudar a digestão e aliviar a indigestão.

- Anti-inflamatório: Pode ter efeitos anti-inflamatórios, o que contribui para a sua utilização tradicional no tratamento de doenças inflamatórias.

Partes utilizadas para anti-hipertensão:

- Existem provas limitadas que sugerem que o tomilho pode ter potenciais efeitos anti-hipertensivos. Os óleos essenciais presentes no tomilho, particularmente o timol, foram estudados pelos seus efeitos cardiovasculares, incluindo potenciais propriedades de redução da tensão arterial. No entanto, é necessária mais investigação para estabelecer definitivamente o papel do tomilho no controlo da hipertensão.

10. Alho

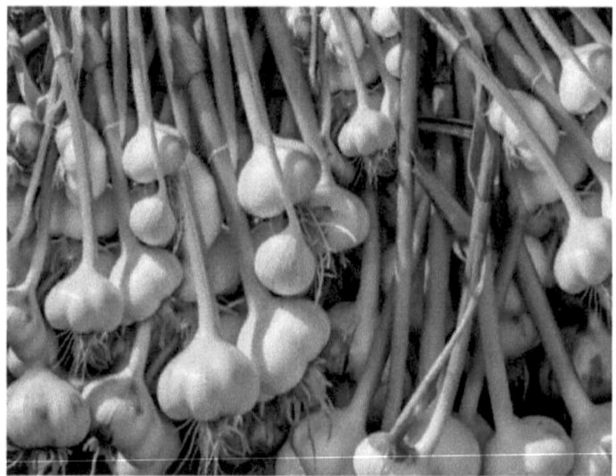

Sinónimo:

- Allium sativum

Fonte biológica:

- O alho é uma planta bulbosa pertencente ao género Allium da família Amaryllidaceae.

Família:

- Amaryllidaceae

Peças utilizadas:

- planta inteira

Constituintes químicos:

- Allicina: Um composto de enxofre com propriedades antimicrobianas.
- Alliina: Derivado de aminoácido, convertido em alicina quando o alho é esmagado ou picado.
- Ajoene: Um composto com propriedades antiplaquetárias e antitrombóticas.
- Compostos de enxofre: Vários compostos que contêm enxofre contribuem para o odor caraterístico e para os potenciais benefícios para a saúde do alho.

Utilizações:

- Fins culinários: O alho é amplamente utilizado como agente aromatizante na culinária, acrescentando um sabor distinto e saboroso aos pratos.
- Usos medicinais:
- Propriedades anti-hipertensivas: O alho tem sido estudado pelo seu potencial para baixar a tensão arterial. A alicina pode contribuir para a vasodilatação e melhoria da circulação.
- Propriedades antimicrobianas: O alho tem sido tradicionalmente utilizado pelas suas propriedades antimicrobianas, ajudando a combater infecções.
- Saúde cardiovascular: Alguns estudos sugerem que o alho pode ter benefícios para a saúde cardiovascular, incluindo a redução dos níveis de colesterol.
- Efeitos anti-inflamatórios: O alho tem sido investigado pelos seus potenciais efeitos anti-inflamatórios.

Partes utilizadas para anti-hipertensão:

- O bolbo, em particular os dentes, é a parte do alho que é habitualmente utilizada pelas suas propriedades anti-hipertensivas. Trata-se de integrar o alho na alimentação através da cozedura ou de o consumir sob a forma de suplemento, após consulta de um profissional de saúde.

11. Crataegus Pinnatifida

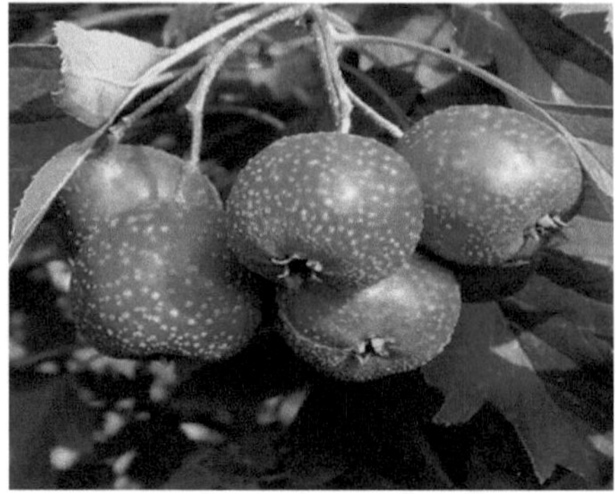

Sinónimo:

- Crataegus cuneata.

Fonte biológica:

- A Crataegus pinnatifida é a planta propriamente dita. É um arbusto de folha caduca ou uma pequena árvore que produz frutos vermelhos ou amarelos, semelhantes a pequenas maçãs.

Família:

- Rosáceas

Peças utilizadas:

- Frutos.

Constituintes químicos:

- As bagas de espinheiro contêm vários compostos bioactivos, incluindo flavonóides (como o hiperósido, a rutina e a quercetina), procianidinas oligoméricas, ácidos triterpénicos, ácidos fenólicos e outros antioxidantes.

Utilizações:

- Saúde cardiovascular: As bagas de espinheiro têm sido tradicionalmente utilizadas para apoiar a saúde cardiovascular. Acredita-se que melhoram a circulação sanguínea, reduzem a tensão arterial e fortalecem os músculos do coração.

- Propriedades Antioxidantes: Os flavonóides e outros antioxidantes presentes nas bagas de espinheiro contribuem para as suas propriedades antioxidantes, ajudando a neutralizar os radicais livres no organismo.

- Ajuda digestiva: As bagas de espinheiro podem também ter benefícios digestivos ligeiros e têm sido utilizadas para aliviar a indigestão.

- Controlo do colesterol: Alguns estudos sugerem que os extractos de espinheiro podem ter um impacto positivo nos níveis de colesterol.

Diurético ligeiro:

- As bagas de espinheiro podem ter propriedades diuréticas ligeiras, promovendo a eliminação do excesso de fluidos do corpo.

Partes utilizadas para anti-hipertensão:

- As bagas de Crataegus pinnatifida são frequentemente utilizadas pelas suas propriedades anti-hipertensivas. A capacidade do pilriteiro para baixar potencialmente a tensão arterial é atribuída aos seus efeitos vasodilatadores, o que significa que pode ajudar a alargar os vasos sanguíneos e melhorar o fluxo sanguíneo. O mecanismo exato de ação não é totalmente compreendido, mas acredita-se que envolve o aumento da produção de óxido nítrico e o relaxamento dos vasos sanguíneos.

12. Salviae Miltiorrhizae

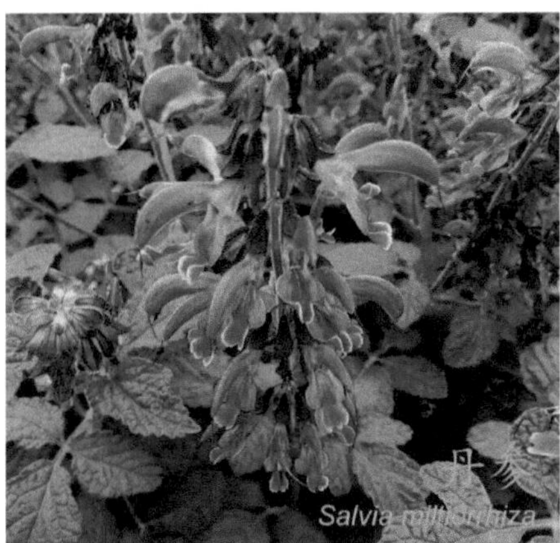

Sinónimo:

- Danshen

Fonte biológica:

- Salviae Miltiorrhizae é derivado da raiz seca e do rizoma da Salvia miltiorrhiza Bunge, um membro da família Lamiaceae (hortelã).

Família:

- Lamiaceae

Peças utilizadas:

- A raiz e o rizoma.

Constituintes químicos:

- O Danshen contém vários compostos activos, incluindo tanshinonas (como a tanshinona I, a tanshinona IIA e a crypto tanshinona), ácidos salvianólicos (como o ácido salvianólico A e o ácido salvianólico B) e outros flavonóides.

Utilizações:

- O Danshen tem sido tradicionalmente utilizado na medicina chinesa para vários fins e é frequentemente empregue para promover a saúde cardiovascular. Algumas das suas utilizações incluem:
- Propriedades anti-hipertensivas: O Danshen foi estudado pelos seus potenciais efeitos anti-hipertensivos (redução da tensão arterial). Acredita-se que os componentes activos, particularmente as tanshinonas, contribuem para a vasodilatação e a proteção cardiovascular.
- Saúde cardiovascular: É utilizado para apoiar a saúde cardiovascular geral, incluindo a melhoria da circulação sanguínea, a redução da inflamação e a proteção contra o stress oxidativo.
- Efeitos anti-inflamatórios: Os ácidos salvianólicos em Danshen têm sido relatados para exibir propriedades anti-inflamatórias.

- Atividade Antioxidante: Os compostos encontrados na Danshen, como os ácidos salvianólicos, têm efeitos antioxidantes, que podem ajudar a proteger as células dos danos causados pelos radicais livres.

13. Cymbopogon Citratus

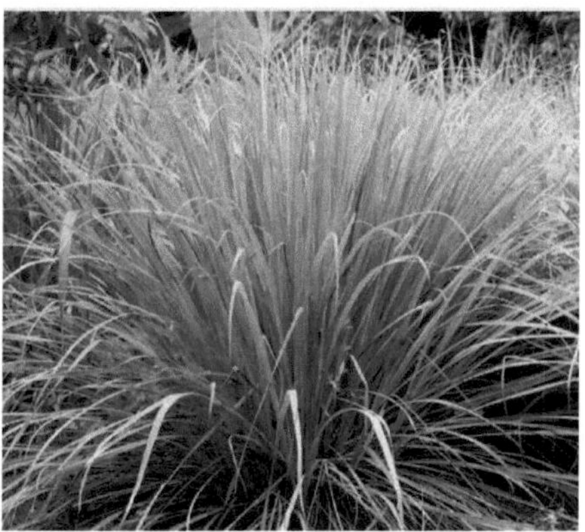

Sinónimo:

- A Cymbopogon citratus é vulgarmente conhecida como erva-cidreira.

Fonte biológica:

- A erva-limão é derivada das folhas secas de Cymbopogon citratus, uma planta tropical.

Família:

- Poaceae (família das gramíneas)

Peças utilizadas:

- Folhas

Constituintes químicos:

- A erva-limão contém vários compostos bioactivos, incluindo citronelal, citral, geraniol, nerol, mirceno e limoneno. O óleo essencial extraído do capim-limão é particularmente rico nestes compostos aromáticos.

Utilizações:

- A erva-limão tem uma vasta gama de utilizações, tanto culinárias como medicinais. Algumas das suas utilizações comuns incluem:
- Culinária: A erva-cidreira é utilizada como agente aromatizante na culinária, particularmente nas cozinhas do Sudeste Asiático. O sabor cítrico e de limão confere um sabor único aos pratos.
- Chá de ervas: A erva-cidreira é frequentemente utilizada para fazer chás de ervas, que são consumidos pelo seu sabor refrescante e pelos potenciais benefícios para a saúde.
- Aromaterapia: O óleo essencial extraído da erva-limão é utilizado na aromaterapia pelo seu aroma estimulante e revigorante. Acredita-se que tem propriedades que melhoram o humor.
- Saúde digestiva: A erva-limão tem sido tradicionalmente utilizada para apoiar a saúde digestiva. Pode ajudar a aliviar a indigestão e o desconforto estomacal.
- Propriedades Anti-hipertensivas: Embora a erva-cidreira não seja vulgarmente conhecida pelas suas propriedades anti-hipertensivas, alguns estudos sugerem que pode ter um efeito ligeiro de redução da pressão arterial. O mecanismo exato e a dosagem para este fim podem variar, e é importante consultar um profissional de saúde para um aconselhamento personalizado.

14. Salsa

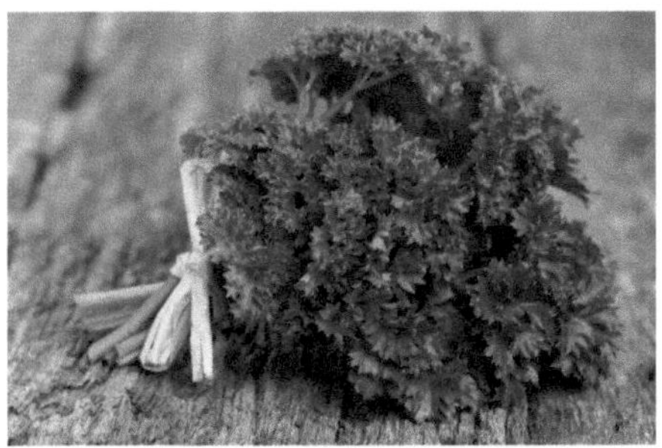

Sinónimo:

- Salsa de jardim, Petroselinum crispum

Fonte biológica:

- A salsa é derivada da planta Petroselinum crispum.

Família:

- Apiaceae (Umbelliferae)

Peças utilizadas:

- Folhas e caules.

Constituintes químicos:

- Óleos essenciais: A salsa contém óleos essenciais como a miristicina, o apiol e compostos voláteis.
- Flavonóides: A apigenina, a luteolina e a apiina são alguns dos flavonóides encontrados na salsa.
- Vitaminas e minerais: Rico em vitaminas (nomeadamente vitamina K, vitamina C e vitamina A) e minerais (como o ferro e o potássio).

Utilizações:

- Fins culinários: A salsa é muito utilizada como erva culinária para realçar o sabor de vários pratos.

- Utilizações medicinais: Tem sido tradicionalmente utilizado para vários fins medicinais, incluindo distúrbios digestivos e como diurético.
- Propriedades Antioxidantes: Os flavonóides presentes na salsa contribuem para as suas propriedades antioxidantes.
- Efeitos anti-inflamatórios: Alguns estudos sugerem que a salsa pode ter efeitos anti-inflamatórios.
- Saúde dentária: Mastigar salsa pode ajudar a promover um hálito fresco e a apoiar a saúde dentária.

Partes utilizadas para anti-hipertensão:

- As folhas e os caules da salsa são frequentemente utilizados pelas suas potenciais propriedades anti-hipertensivas. Os efeitos diuréticos da salsa podem contribuir para a sua capacidade de ajudar a regular a tensão arterial. É importante notar que, embora existam algumas evidências que apoiam estes potenciais benefícios, os indivíduos com problemas de saúde existentes ou que estejam a tomar medicamentos devem consultar um profissional de saúde antes de incorporar grandes quantidades de salsa na sua dieta para fins medicinais.

15. Aipo

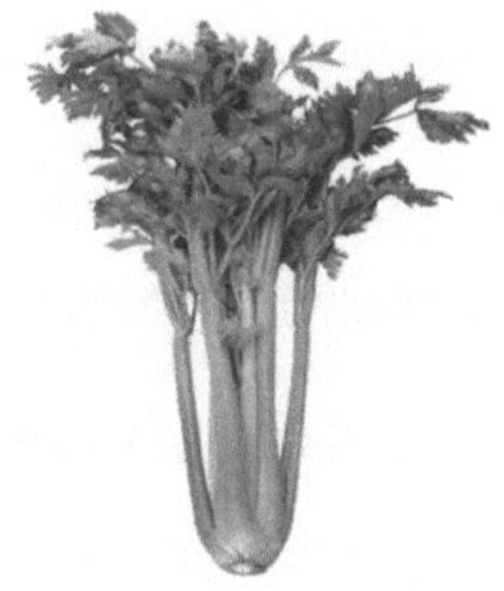

Sinónimo:

- Apium graveolens

Fonte biológica:

- O aipo pertence à espécie vegetal Apium graveolens.

Família:

- Apiáceas

Peças utilizadas:

- Talos, folhas e sementes.

Constituintes químicos:

- O aipo contém vários compostos, incluindo óleos essenciais, flavonóides, cumarinas e antioxidantes. Alguns constituintes específicos incluem apigenina, luteolina e 3-n-butilftalida, que está associada ao odor e sabor característicos do aipo.

Utilizações:

- Utilização culinária: O aipo é muito utilizado como vegetal em saladas, sopas, guisados e vários pratos para dar sabor e crocância.

- Utilização medicinal: O aipo tem sido tradicionalmente utilizado na medicina herbal para vários fins.
- Anti-hipertensivo: Alguns estudos sugerem que o aipo pode ter efeitos de redução da tensão arterial, potencialmente devido a compostos como o 3-n-butilftalida. Acredita-se que ajuda a relaxar os músculos dentro e à volta das paredes arteriais, levando a um melhor fluxo sanguíneo.
- Diurético: O aipo é conhecido por ter propriedades diuréticas, promovendo a produção de urina e potencialmente ajudando na eliminação do excesso de fluidos do corpo.
- Anti-inflamatório: Compostos como a apigenina e a luteolina no aipo têm propriedades anti-inflamatórias, o que pode contribuir para a sua utilização tradicional em condições que envolvem inflamação.

Partes utilizadas para anti-hipertensão:

- Toda a planta do aipo, incluindo os caules, as folhas e as sementes, é frequentemente utilizada pelos seus potenciais efeitos anti-hipertensores. No entanto, a parte específica utilizada pode variar consoante a forma de consumo, como o aipo fresco, o sumo de aipo ou os extractos de sementes de aipo.

16. Óleo de peixe

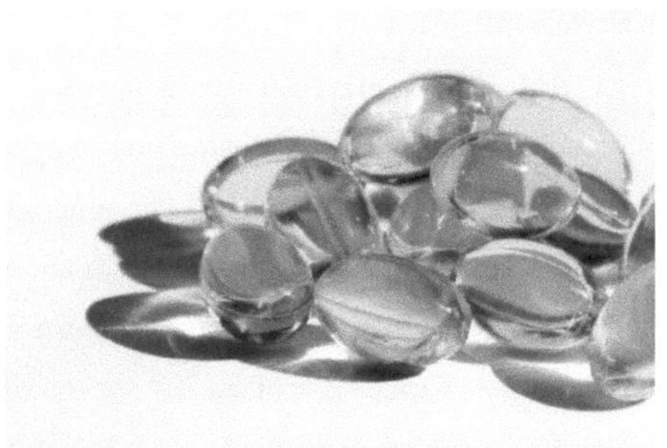

Sinónimo:

- Ácidos gordos ómega 3

Fonte biológica:

- O óleo de peixe é derivado dos tecidos de peixes gordos, como o salmão, a cavala, o arenque e a sardinha.

Família:

- Várias espécies de peixes pertencem a diferentes famílias, mas as fontes normalmente utilizadas incluem Salmonidae (salmão), Scombridae (cavala) e Clupeidae (arenque).

Peças utilizadas:

- O óleo é extraído da carne do peixe.

Constituintes químicos:

- O óleo de peixe é rico em ácidos gordos ómega 3, incluindo o ácido eicosapentaenóico (EPA) e o ácido docosahexaenóico (DHA). Contém também outros ácidos gordos, vitaminas A e D, e oligoelementos como o selénio.

Utilizações:

- O óleo de peixe é normalmente utilizado como suplemento alimentar devido ao seu elevado teor de ácidos gordos ómega 3, que têm sido associados a vários benefícios para a saúde. Algumas utilizações incluem:

- Saúde cardiovascular: Os ácidos gordos ómega 3 podem ajudar a reduzir o risco de doença cardíaca, diminuindo os níveis de triglicéridos, melhorando a função dos vasos sanguíneos e reduzindo a inflamação.

- Saúde do cérebro: O DHA, um dos principais componentes do óleo de peixe, é crucial para o desenvolvimento do cérebro e pode apoiar a função cognitiva.

- Saúde das articulações: Os ácidos gordos ómega 3 têm propriedades anti-inflamatórias que podem beneficiar indivíduos com artrite ou dores nas articulações.

- Saúde ocular: O DHA é um componente estrutural importante da retina, e uma ingestão adequada pode contribuir para a saúde dos olhos.

- Doenças da pele: Alguns estudos sugerem que os ácidos gordos ómega 3 podem ajudar em certas doenças de pele, como o eczema.

Partes utilizadas para anti-hipertensão:

- Embora o óleo de peixe não esteja normalmente associado a efeitos anti-hipertensivos directos, os seus ácidos gordos ómega 3 podem contribuir indiretamente para a saúde cardiovascular, ajudando potencialmente a gerir os níveis de pressão arterial. É importante notar que é crucial consultar um profissional de saúde antes de utilizar o óleo de peixe ou qualquer suplemento para fins medicinais, especialmente no contexto da hipertensão ou de outras condições de saúde.

17. Bidens Pilosa -(Black -Jack)

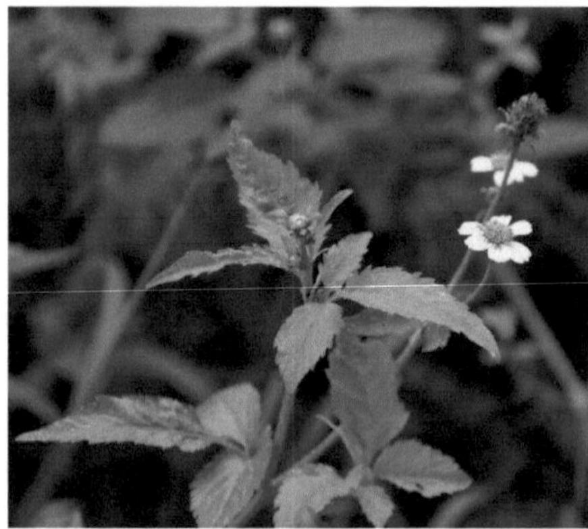

Sinónimo:

- A Bidens pilosa é também conhecida por vários sinónimos, incluindo Bidens alba, Bidens formosa e Bidens leucantha.

Fonte biológica:

- A Bidens pilosa é uma planta herbácea com folhas simples e produz pequenas flores amarelas. É nativa das Américas, mas espalhou-se para outras partes do mundo.

Família:

- Asteraceae

Peças utilizadas:

- Folhas, caules e flores.

Constituintes químicos:

- A Bidens pilosa contém vários fitoquímicos, incluindo flavonóides, poliacetilenos, triterpenóides e compostos fenólicos.

Utilizações:

- Medicina Tradicional: Na medicina tradicional, a Bidens pilosa tem sido utilizada para vários fins, incluindo o tratamento de infecções respiratórias, problemas digestivos e doenças de pele.
- Propriedades Anti-inflamatórias: Alguns estudos sugerem que os extractos de Bidens pilosa apresentam propriedades anti-inflamatórias, o que pode ser benéfico para condições associadas à inflamação.
- Atividade Antioxidante: A planta contém compostos com propriedades antioxidantes, que podem ajudar a neutralizar os radicais livres nocivos no corpo.
- Atividade antimicrobiana: Os extractos de Bidens pilosa demonstraram atividade antimicrobiana contra certos agentes patogénicos.
- Potencial anti-hipertensivo: Embora existam algumas evidências que sugerem que a Bidens pilosa pode ter propriedades anti-hipertensivas, é necessária mais investigação para compreender e validar totalmente esta potencial utilização.

18. Bardana grande (Arctium Lappa)

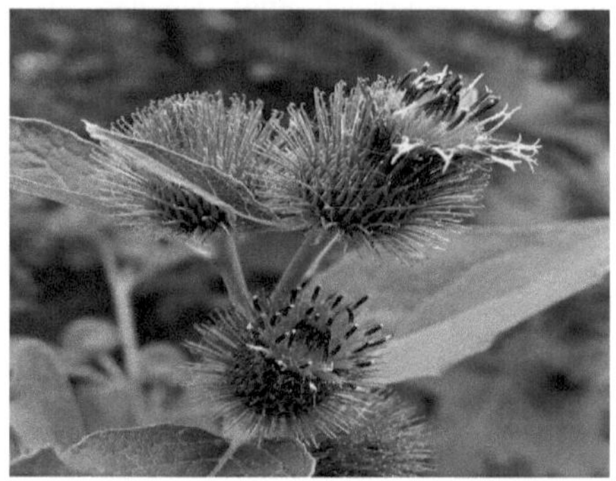

Sinónimo:

- Arctium lappa.

Fonte biológica:

- A fonte biológica da bardana maior é a planta Arctium lappa.

Família:

- Asteraceae

Peças utilizadas:

- Raiz

Constituintes químicos:

- As raízes de bardana contêm vários compostos bioactivos, incluindo inulina, poliacetilenos, óleos essenciais, flavonóides, lignanas e taninos.

Utilizações:

- A bardana tem sido tradicionalmente utilizada para vários fins, tanto na medicina tradicional como como fonte de alimentação. Algumas das suas utilizações incluem:

- Utilização culinária: A raiz da bardana maior é comestível e é utilizada em aplicações culinárias em algumas culturas. Pode ser preparada em sopas, refogados ou como um prato de vegetais.

- Medicina tradicional: Na medicina tradicional à base de plantas, a bardana tem sido utilizada pelas suas potenciais propriedades diuréticas, diaforéticas e purificadoras do sangue. Tem sido utilizada para apoiar o tratamento de doenças da pele, como o eczema e a psoríase.

- Propriedades anti-hipertensivas: Embora a bardana não esteja normalmente associada a efeitos anti-hipertensivos directos, a sua utilização tradicional no apoio à saúde geral, incluindo a purificação do sangue, pode contribuir indiretamente para a manutenção da saúde cardiovascular. No entanto, é necessária mais investigação científica para estabelecer efeitos anti-hipertensivos específicos.

19. Cabeça de burro (*Echinodorus grandiflorus*)

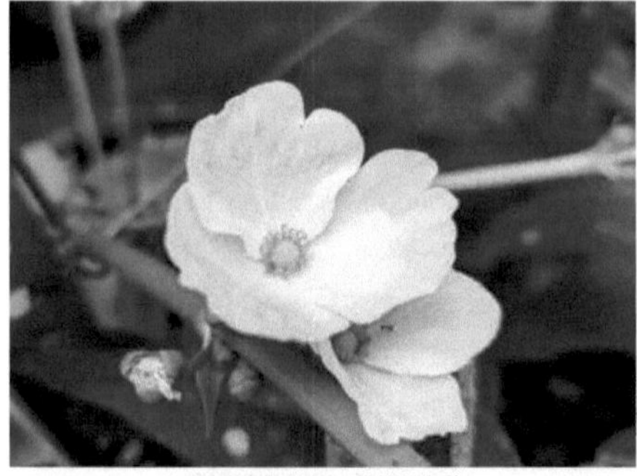

Sinónimo:

- Echinodorus grandiflorus

Fonte biológica:

- O Echinodorus cordifolius é uma espécie de plantas aquáticas vulgarmente conhecida como cabeça de broca ou planta espada do Amazonas.

Família:

- Alismataceae

Peças utilizadas:

- Folhas e raízes

Constituintes químicos:

- A planta pode conter vários compostos, mas os constituintes químicos específicos podem variar. Algumas plantas do género Echinodorus são conhecidas por conterem saponinas, flavonóides e outros fitoquímicos.

Utilizações:

* Utilizações tradicionais: Na medicina tradicional, o Echinodorus cordifolius tem sido utilizado para vários fins.

* Propriedades anti-hipertensivas: Alguns estudos sugerem que certas espécies do género Echinodorus, incluindo E. grandiflorus, podem ter potenciais efeitos anti-hipertensivos (redução da pressão arterial).

Partes utilizadas para anti-hipertensão:

* Existem poucas provas científicas que apoiem os efeitos anti-hipertensivos directos do Echinodorus cordifolius. Embora algumas plantas sejam estudadas quanto às suas potenciais propriedades medicinais, é crucial consultar fontes fiáveis e profissionais médicos para obter informações precisas.

20. Cardamomo (Elettaria cardamomum)

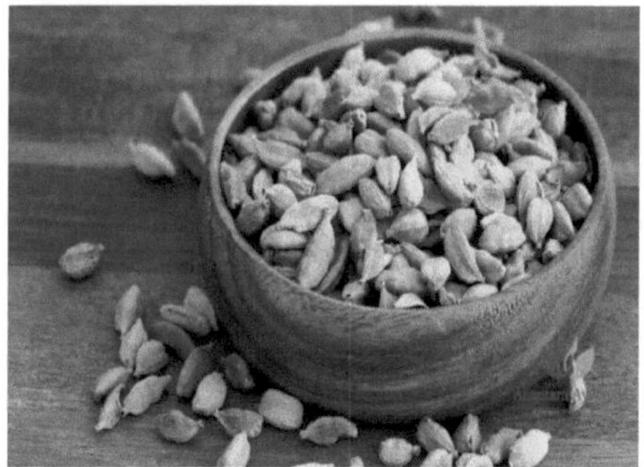

Sinónimo:

* Elaichi.

Fonte biológica:

* O cardamomo é o fruto seco, não amadurecido, da erva perene Elettaria cardamo

Família:

* Zingiberaceae

Peças utilizadas:

* Os frutos ou sementes secos, não amadurecidos.

Constituintes químicos:

- O óleo essencial de cardamomo contém vários constituintes, incluindo acetato de terpinilo, cineol, terpineol, sabineno e mirceno. Também contém óleos voláteis, amido, proteínas, gorduras e fibras.

Utilizações:

- Utilizações culinárias: O cardamomo é muito utilizado como especiaria na culinária, especialmente na cozinha indiana. Dá um sabor distinto a pratos doces e salgados.
- Ajuda digestiva: É conhecido por ter propriedades carminativas, ajudando a aliviar problemas digestivos como o inchaço e os gases.
- Utilizações aromáticas: O cardamomo é utilizado na indústria de perfumes pelo seu aroma agradável.
- Medicina tradicional: Na medicina tradicional, o cardamomo tem sido utilizado para vários fins, incluindo como um remédio para problemas gastrointestinais e condições respiratórias.
- Propriedades Antioxidantes: O cardamomo contém antioxidantes que podem ajudar a neutralizar os radicais livres no corpo.
- Propriedades anti-inflamatórias: Alguns estudos sugerem que o cardamomo pode ter efeitos anti-inflamatórios.

Partes utilizadas para anti-hipertensão:

- Tradicionalmente, acredita-se que as sementes de cardamomo têm propriedades que podem contribuir para o controlo da hipertensão (pressão arterial elevada). O mecanismo exato pelo qual o cardamomo pode ter efeitos anti-hipertensivos não é totalmente claro, sendo necessária mais investigação para estabelecer a sua eficácia neste domínio.

21. Cenoura (Daucus carota L.)

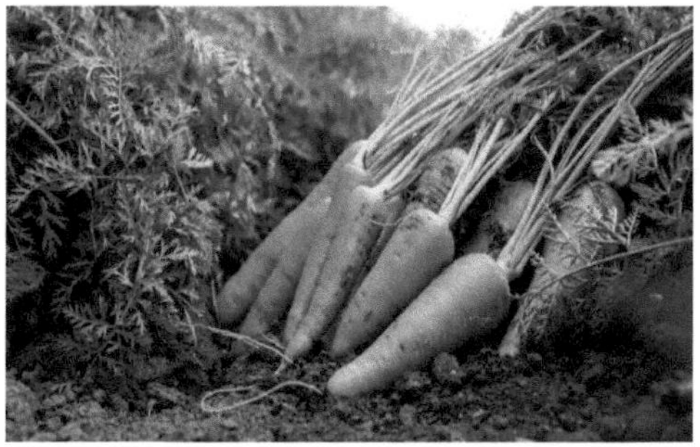

Sinónimo:

- Cenoura selvagem, renda da rainha Ana.

Fonte biológica:

- A cenoura pertence à espécie vegetal Daucus carota L. É um legume de raiz comummente cultivado pela sua raiz principal comestível.

Família:

- Apiaceae (Umbelliferae)

Peças utilizadas:

- Raiz da torneira

Constituintes químicos:

- As cenouras são ricas em vários nutrientes, incluindo:
- Beta-caroteno: um precursor da vitamina A.
- Carotenóides: pigmentos responsáveis pela cor laranja.
- Vitaminas: como a vitamina K, a vitamina C e várias vitaminas B.
- Minerais: incluindo potássio e manganês.
- Fibra alimentar.
- Antioxidantes.

Utilizações:

- Utilização culinária: As cenouras são muito utilizadas como legumes em várias preparações culinárias, como saladas, guisados, sopas e acompanhamentos.
- Valor nutricional: As cenouras são conhecidas pelo seu elevado teor nutricional, especialmente o beta-caroteno, que é essencial para manter uma visão e uma pele saudáveis.
- Propriedades anti-hipertensivas: As cenouras são por vezes consideradas benéficas para controlar a tensão arterial. A presença de potássio, fibra e antioxidantes pode contribuir para os seus potenciais efeitos anti-hipertensivos.
- Medicina tradicional: Em algumas práticas da medicina tradicional, os extractos ou sumos de cenoura têm sido utilizados pelos seus alegados benefícios para a saúde, incluindo as suas propriedades diuréticas e desintoxicantes.

Partes utilizadas para anti-hipertensão:

- Embora toda a planta da cenoura, em particular a raiz, seja habitualmente consumida devido aos seus potenciais benefícios para a saúde, é importante notar que partes ou extractos específicos para fins anti-hipertensivos podem não estar bem estabelecidos ou ser amplamente reconhecidos na medicina convencional. A inclusão global de cenouras na dieta pode contribuir para um estilo de vida saudável, mas é aconselhável consultar um profissional de saúde para obter conselhos específicos sobre o controlo da hipertensão.

22.   Erva da unha-de-gato (Uncaria rhynchophylla)

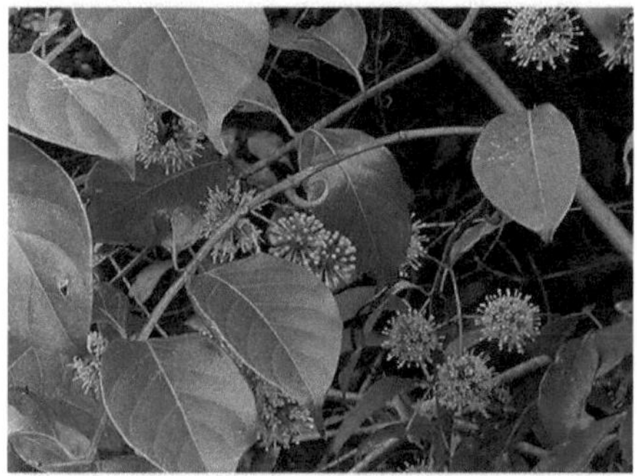

Sinónimo:

- Uncaria tomentosa

Fonte biológica:

- A Unha de Gato é uma trepadeira lenhosa originária da floresta amazónica na América do Sul.

Família:

- Rubiáceas

Peças utilizadas:

- A casca e a raiz são as principais partes utilizadas para fins medicinais.

Constituintes químicos:

- A Unha de Gato contém vários compostos, incluindo alcalóides (como os alcalóides oxindole e indole), glicosídeos, taninos, esteróis e flavonóides.

Utilizações :

- A Unha de Gato tem sido tradicionalmente utilizada para uma variedade de fins de saúde, incluindo:

- Apoio imunitário: Acredita-se que apoia o sistema imunitário e pode ter efeitos anti-inflamatórios.

- Artrite e dores nas articulações: A Unha de Gato tem sido utilizada para aliviar os sintomas da artrite e das dores nas articulações.

- Saúde digestiva: Pode ter benefícios para problemas gastrointestinais.

- Propriedades Antioxidantes: Alguns estudos sugerem que a Unha de Gato tem propriedades antioxidantes.

- Propriedades adaptogénicas: É considerado um adaptogénio, o que significa que pode ajudar o corpo a adaptar-se ao stress.

23. Semente de cacau (Theobroma cacao)

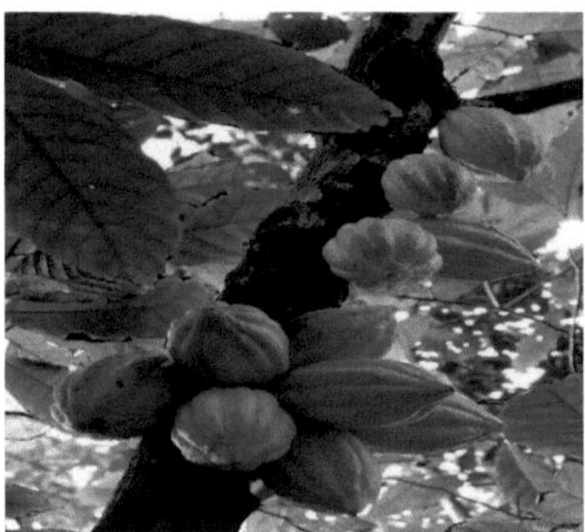

Sinónimo:

- Grão de cacau.

Fonte biológica:

- Theobroma cacao é o nome botânico do cacaueiro, e as suas sementes são normalmente designadas por sementes de cacau. As sementes de cacau são o ingrediente principal utilizado para produzir cacau e chocolate.

Família:

- Malvaceae.

Peças utilizadas:

- As sementes (favas) de Theobroma cacao são as principais partes utilizadas. Os grãos são extraídos das vagens do fruto do cacaueiro.

Constituintes químicos:

- Os grãos de cacau contêm uma variedade de constituintes químicos, incluindo:
- Teobromina: Estimulante que pertence à classe de compostos das xantinas, semelhante à cafeína. É responsável por alguns dos efeitos psicoactivos do chocolate.
- Cafeína: Embora em menor quantidade do que a teobromina, as sementes de cacau também contêm cafeína, outro estimulante.
- Flavonóides: O cacau é rico em flavonóides, nomeadamente flavanóis, que possuem propriedades antioxidantes. A epicatequina é um dos principais flavonóides presentes no cacau.
- Ácidos gordos: A manteiga de cacau, extraída dos grãos de cacau, é composta por vários ácidos gordos, incluindo o ácido oleico, o ácido esteárico e o ácido palmítico.

Utilizações:

- Alimentos e bebidas: A principal utilização das sementes de cacau é na produção de chocolate e de outros produtos à base de cacau.
- Fins medicinais: Embora não seja uma planta medicinal primária, o cacau tem sido estudado pelos seus potenciais benefícios para a saúde. Pensa-se que os flavonóides do cacau têm propriedades antioxidantes e o seu consumo moderado tem sido associado à saúde cardiovascular.
- Propriedades anti-depressivas: O cacau contém compostos que podem ter efeitos de melhoria do humor, e alguns estudos sugerem que o consumo moderado de chocolate preto pode ter efeitos positivos no humor.
- Utilizações culinárias: O cacau é utilizado como agente aromatizante em várias preparações culinárias, tais como sobremesas, bebidas e pratos salgados.

Partes utilizadas para anti-hipertensão:

- Existem algumas provas que sugerem que os flavonóides presentes no cacau podem ter potenciais efeitos anti-hipertensivos (redução da pressão arterial). As propriedades vasodilatadoras dos flavonóides do cacau, em particular dos flavanóis, podem contribuir para melhorar o fluxo sanguíneo e, consequentemente, a regulação da pressão arterial. No entanto, é essencial notar que, embora existam algumas pesquisas promissoras, são necessários mais estudos para estabelecer os mecanismos exactos e a eficácia do cacau no controlo da hipertensão.

24. Erva do café (Cassia occidentalis)

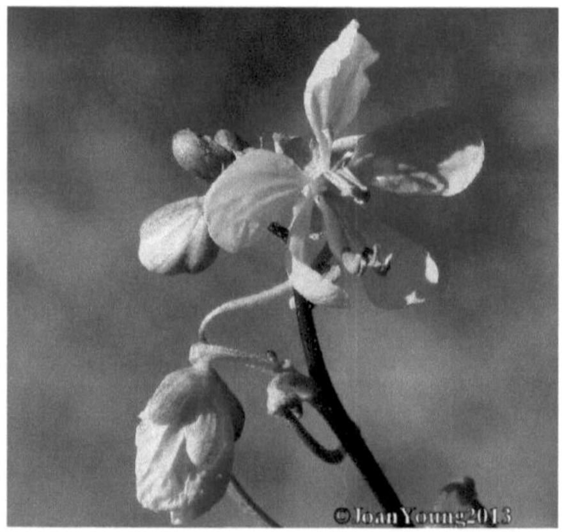

Sinónimo:

- Café Senna, Café Negro

Fonte biológica:

- Cassia occidentalis

Família:

- Fabaceae (Leguminosae)

Peças utilizadas:

- Folhas, sementes

Constituintes químicos:

- Cassioccidentalina, crisofanol, emodina, reína, fiscion, obtusifolina, senósido A e B, antraquinonas, flavonóides e alcalóides.

Utilizações da Cassia occidentalis:

- Medicina tradicional: Tem sido utilizado na medicina tradicional para vários fins, incluindo como laxante e para o tratamento de doenças de pele.
- Propriedades antimicrobianas: Alguns estudos sugerem que os extractos de Cassia occidentalis podem ter propriedades antimicrobianas.
- Anti-inflamatório: Acredita-se que possui propriedades anti-inflamatórias e tem sido usado em alguns sistemas tradicionais para condições inflamatórias.

25. Coentros (Coriandrum sativum)

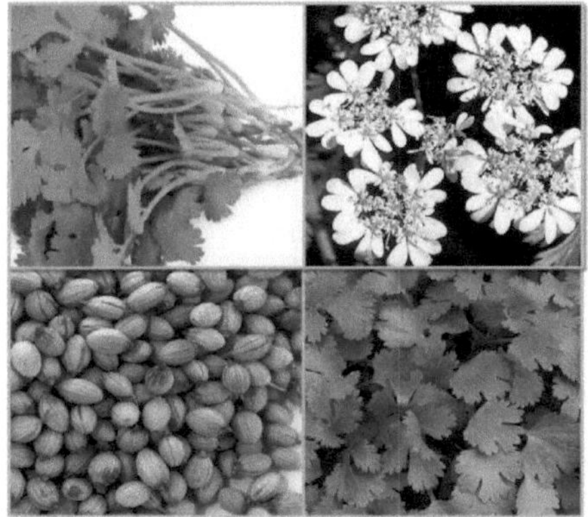

Sinónimo:

- Os coentros são vulgarmente conhecidos como coentros ou salsa chinesa.

Fonte biológica:

- Os coentros são uma erva anual que pertence à família das Apiaceae. É originária do Sul da Europa, da Ásia Ocidental e do Norte de África.

Família:

- Apiaceae (Umbelliferae)

Peças utilizadas:

- Folhas, sementes e raízes.

Constituintes químicos:

- Os coentros contêm uma variedade de constituintes químicos, incluindo:
- Linalol: Um álcool terpénico que contribui para o aroma agradável dos coentros.
- Coriandrina: Um composto encontrado nas sementes com potenciais propriedades anti-inflamatórias.
- Coriandrol: Outro composto presente no óleo essencial de coentros.
- Eicosano: Um hidrocarboneto de cadeia longa encontrado no óleo volátil.
- Compostos fenólicos: Como o ácido cafeico, o ácido clorogénico e a quercetina.

Utilizações:

- Utilizações culinárias: As folhas frescas (coentros) e as sementes secas são muito utilizadas como especiaria em várias cozinhas de todo o mundo.
- Utilizações medicinais: Os coentros têm sido tradicionalmente utilizados na medicina herbal pelos seus potenciais benefícios para a saúde. Acredita-se que tem propriedades antioxidantes, anti-inflamatórias e antimicrobianas.
- Propriedades anti-hipertensivas: Embora os coentros tenham sido estudados quanto a vários benefícios para a saúde, as provas específicas relativas às suas propriedades anti-hipertensivas podem ser limitadas. Alguns estudos sugerem que os coentros podem ter um efeito hipotensor ligeiro, possivelmente devido às suas propriedades antioxidantes e diuréticas. No entanto, é necessária mais investigação para estabelecer a sua eficácia no controlo da hipertensão.

26. Trepadeira-dos-cães (*Cynanchum wilfordii*)

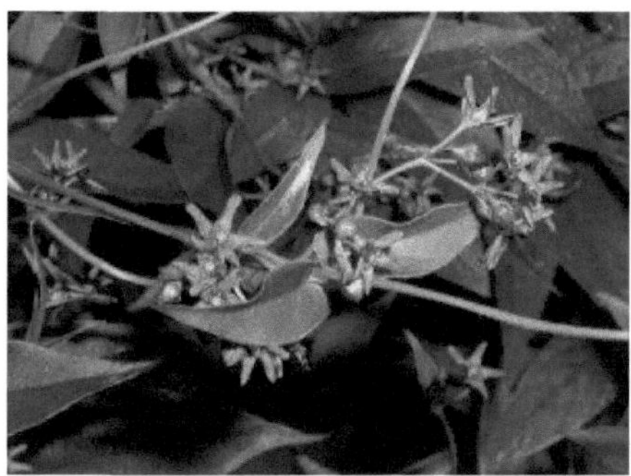

Sinónimo:

- Baiwei, Cynanchum auriculatum, Cynanchum stauntonii

Fonte biológica:

- O Cynanchum wilfordii é uma planta herbácea perene que pertence à família das Apocynaceae.

Peças utilizadas:

- As raízes e os caules.

Constituintes químicos:

- A planta contém vários constituintes químicos, incluindo iridóides, triterpenos, flavonóides e outros compostos.

Utilizações:

- O Cynanchum wilfordii tem sido tradicionalmente utilizado na medicina chinesa para vários fins. Embora não seja vulgarmente conhecida pelas suas propriedades anti-hipertensivas, tem sido estudada pelas suas potenciais actividades farmacológicas. Alguns dos seus usos relatados incluem:
- Anti-inflamatório: O Cynanchum wilfordii foi investigado pelas suas propriedades anti-inflamatórias.

- Anticancerígeno: Alguns estudos sugerem que pode ter efeitos anticancerígenos.

- Imunomodulador: Tem sido explorado pelo seu potencial para modular o sistema imunitário.

- Medicina tradicional chinesa: Na medicina tradicional chinesa, é frequentemente utilizada pelos seus supostos benefícios na promoção da circulação sanguínea e no alívio da dor.

27. Fang Ji (Stephania tetrandra)

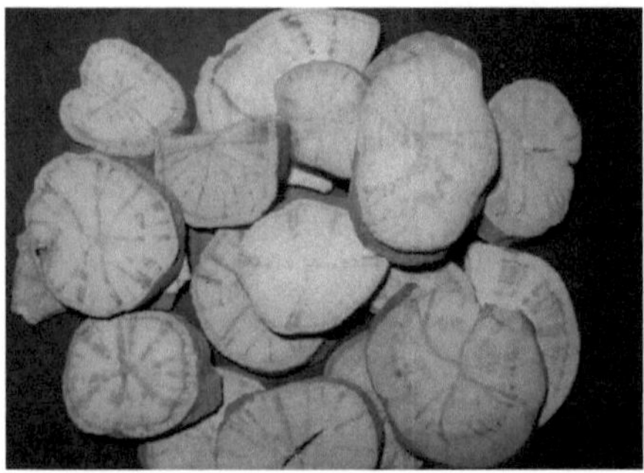

Sinónimo:

- Fang Ji é por vezes referido como Han Fang Ji.

Fonte biológica:

- O Fang Ji é derivado da raiz de Stephania tetrandra S. Moore, que é um membro da família Menispermaceae.

Peças utilizadas:

- Raiz .

Constituintes químicos:

- O Fang Ji contém vários compostos bioactivos. Alguns dos constituintes químicos identificados na Stephania tetrandra incluem alcalóides, tetrandrina, fangchinolina, ciclanolina e outros.

Utilizações:

- O Fang Ji tem sido tradicionalmente utilizado na medicina chinesa pelas suas potenciais propriedades anti-hipertensivas (redução da tensão arterial).
- É também utilizada pelos seus efeitos diuréticos e tem sido utilizada para tratar problemas relacionados com a retenção de líquidos.
- Na medicina tradicional, o Fang Ji é por vezes utilizado para aliviar a dor e a inflamação.

Partes utilizadas para anti-hipertensão:

- A raiz de Stephania tetrandra é a parte mais utilizada pelos seus efeitos anti-hipertensivos.

28. Chagas de jardim (Tropaeolum majus L.)

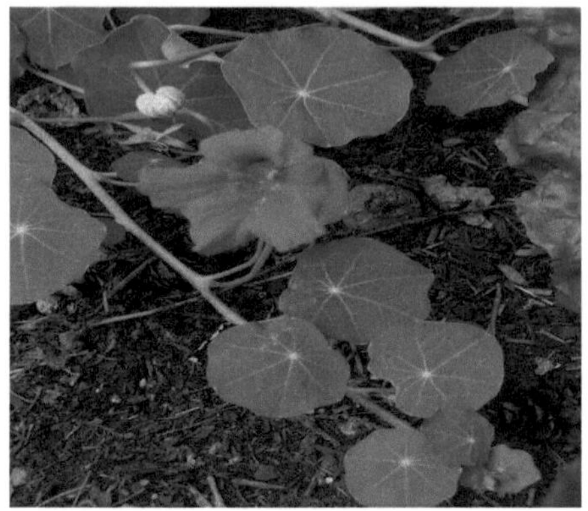

Sinónimo:

- Não parece haver um sinónimo comummente utilizado para Tropaeolum majus L.

Fonte biológica:

- A Tropaeolum majus L. (chagas de jardim) pertence à família Tropaeolaceae.

Peças utilizadas:

- Folhas, flores e sementes.

Constituintes químicos:

A capuchinha contém vários compostos bioactivos, nomeadamente, mas não exclusivamente:

- Glucotropaeolina (um glucosinolato)
- Tropolona
- Beta-caroteno
- Luteína
- Zeaxantina
- Vitamina C
- Óleos essenciais

Utilizações:

- Utilização culinária: As flores e as folhas da capuchinha são comestíveis e são por vezes utilizadas em saladas pelo seu sabor apimentado.
- Medicina tradicional: Na medicina tradicional, a capuchinha tem sido utilizada para vários fins, incluindo como remédio para problemas respiratórios e como um diurético ligeiro.
- Propriedades anti-hipertensivas: Embora a capuchinha não seja vulgarmente conhecida como uma erva anti-hipertensiva específica, contém compostos como a glucotropaeolina que podem ter potenciais benefícios para a saúde. No entanto, é necessária mais investigação para estabelecer a sua eficácia no tratamento de condições como a hipertensão.

Partes utilizadas para anti-hipertensão:

- Embora a capuchinha tenha sido estudada pelos seus potenciais benefícios para a saúde, existem poucas provas científicas que apoiem especificamente a sua utilização para fins anti-hipertensivos (redução da tensão arterial). É crucial notar que a utilização de plantas para fins medicinais deve ser feita com precaução, e recomenda-se a consulta de um profissional de saúde.

29. Cuscuta gigante (Cuscuta reflexa)

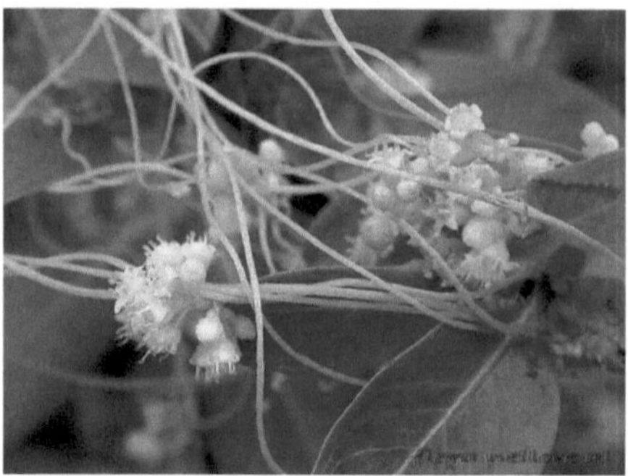

Sinónimo:

- A Cuscuta reflexa é vulgarmente conhecida como cuscuta-gigante, erva-do-inferno ou amar-branco.

Fonte biológica:

- A fonte biológica da Cuscuta reflexa é a planta inteira.

Família:

- Convolvuláceas.

Peças utilizadas:

- Caules, sementes e, por vezes, a planta inteira.

Constituintes químicos:

- A composição química da Cuscuta reflexa pode variar, mas pode conter alcalóides, flavonóides, glicosídeos, taninos e outros metabolitos secundários. Os constituintes específicos podem também depender da planta hospedeira da qual a cuscuta extrai os nutrientes.

Utilizações :

- A Cuscuta reflexa tem sido utilizada na medicina tradicional para vários fins. Algumas das suas utilizações relatadas incluem:

- Propriedades anti-hipertensivas: A planta foi estudada pelas suas potenciais propriedades anti-hipertensivas (redução da tensão arterial). Certos compostos presentes na Cuscuta reflexa podem contribuir para este efeito.

- Afrodisíaco: Na medicina tradicional, tem sido utilizado como afrodisíaco para melhorar o desempenho sexual.

- Anti-inflamatório e Antioxidante: A planta contém compostos com propriedades anti-inflamatórias e antioxidantes, o que a torna potencialmente útil em condições relacionadas com o stress oxidativo e a inflamação.

- Efeitos imunomoduladores: Alguns estudos sugerem que a Cuscuta reflexa pode ter efeitos imunomoduladores, o que significa que pode influenciar a atividade do sistema imunitário.

- Hepatoprotectora: Foram investigados os seus potenciais efeitos hepatoprotectores, indicando um papel protetor para o fígado.

30. Fio de ouro (Coptis chinensis)

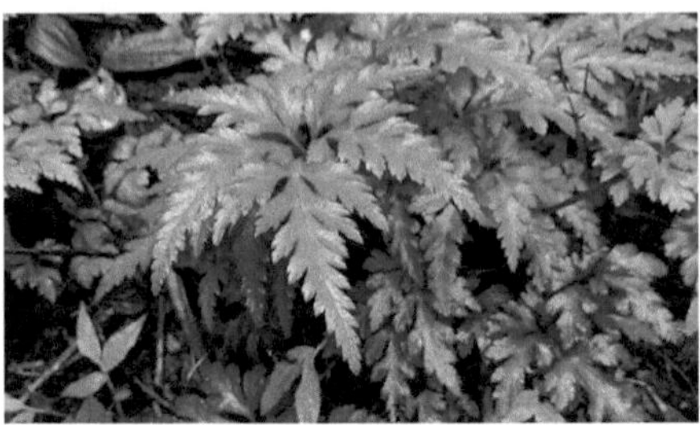

Sinónimo:

- Huanglian

Fonte biológica:

- A Coptis chinensis é uma erva perene que pertence à família das Ranunculáceas. Os rizomas e as raízes da planta são utilizados principalmente para fins medicinais.

Família:

- Ranunculáceas

Peças utilizadas:

- Os rizomas e as raízes.

Constituintes químicos:

- Alcalóides: A berberina é o principal alcaloide encontrado no fio de ouro, e é conhecida pelas suas várias propriedades farmacológicas.
- Alcalóides de isoquinolina: Outros alcalóides presentes incluem coptisina, palmatina, epiberberina e jatrorrhizina.

Utilizações:

- Medicina Tradicional Chinesa: O fio de ouro tem sido amplamente utilizado na Medicina Tradicional Chinesa (MTC) durante séculos. Acredita-se que tem propriedades de limpeza de calor, desintoxicação e anti-inflamatórias.
- Distúrbios gastrointestinais: O Goldthread, especialmente na forma de berberina, é conhecido pelos seus potenciais benefícios no tratamento de distúrbios gastrointestinais. Pode ajudar em condições como a diarreia e a gastroenterite.
- Propriedades antimicrobianas: A berberina, um dos principais componentes do fio de ouro, apresenta propriedades antimicrobianas. Tem sido estudada pela sua potencial eficácia contra várias bactérias, fungos e parasitas.
- Atividade Antioxidante: Alguns estudos sugerem que os extractos de goldthread podem possuir propriedades antioxidantes, que podem ajudar a combater o stress oxidativo no corpo.
- Condições metabólicas: A berberina tem sido investigada pelo seu potencial no controlo de doenças como a diabetes e a síndrome metabólica. Pode ajudar a regular os níveis de açúcar no sangue e melhorar a sensibilidade à insulina.

Partes utilizadas para anti-hipertensão:

- Embora o fio de ouro, em especial a berberina, tenha sido estudado por vários benefícios para a saúde, incluindo os seus potenciais efeitos cardiovasculares, as provas específicas relativas à sua utilização como anti-hipertensor são limitadas. No entanto, dada a sua utilização tradicional na medicina chinesa para tratar problemas inflamatórios e circulatórios, estão em curso investigações que exploram o seu papel na saúde cardiovascular.

REFERÊNCIAS

1. Carretero OA, Oparil S. Hipertensão essencial. Parte I: Definição e etiologia. Circulation. 2000;101:329-35. [PubMed] [Google Scholar]

2. Beevers G, Lip GY, O'Brien E. ABC da hipertensão: A fisiopatologia da hipertensão. BMJ. 2001;322:912-6. [PMC free article] [PubMed] [Google Scholar]

3. Pierdomenico SD, Di Nicola M, Esposito AL, Di Mascio R, Ballone E, Lapenna D, et al. Prognostic value of different indices of blood pressure variability in hypertensive patients. Am J Hypertension. 2009;22:842-7. [PubMed] [Google Scholar]

4. Chobanian AV, Bakris GL, Black HR, Cushman WC, Green LA, Izzo JL, Jr, et al. Seventh report of the joint national committee on prevention, detection, evaluation, and treatment of high blood pressure. Hypertension. 2003;42:1206-52. [PubMed] [Google Scholar]

5. Jetté M, Landry F, Blümchen G. Exercise hypertension in healthy normotensive subjects.Implications, evaluation and interpretation. Herz. 1987;12:110-8. [PubMed] [Google Scholar]

6. Pickering TG. Pathophysiology of exercise hypertension. Herz. 1987;12:119-24. [PubMed] [Google Scholar]

7. Rost R, Heck H. Exercise hypertension-significance from the viewpoint of sports (em alemão) Herz. 1987;12:125-33. [PubMed] [Google Scholar]

8. Kyrou I, Chrousos GP, Tsigos C. Stress, visceral obesity, and metabolic complications. Ann N Y Acad Sci. 2006;1083:77-110. [PubMed] [Google Scholar]

9. Wofford MR, Hall JE. Pathophysiology and treatment of obesity hypertension (Fisiopatologia e tratamento da hipertensão da obesidade). Curr Pharma Design. 2004;10:3621-37. [PubMed] [Google Scholar]

10. Haslam DW, James WP. Obesity. Lancet. 2005;366:1197-209. [PubMed] [Google Scholar]

11. Lackland DT, Egan BM. Dietary salt restriction and blood pressure in clinical trials (Restrição de sal na dieta e pressão arterial em ensaios clínicos). Curr Hypertens Rep. 2007;9:314-9. [PubMed] [Google Scholar]

12. Djoussé L, Mukamal KJ. Consumo de álcool e risco de hipertensão: Does the type of beverage or drinking pattern matter? Rev Esp Cardiol. 2009;62:603-5. [PubMed] [Google Scholar]

13. Lee JH, O'Keefe JH, Bell D, Hensrud DD, Holick MF. A deficiência de vitamina D é um fator de risco cardiovascular importante, comum e facilmente tratável. J Am Coll Cardiol. 2008;52:1949-56. [PubMed] [Google Scholar]

14. Tuohimaa P. Vitamin D and aging. J Steroid Biochem Mole Biol. 2009;114:78-84. [PubMed] [Google Scholar]

15. Dickson ME, Sigmund CD. Genetic basis of hypertension: Revisiting angiotensinogen. Hypertension. 2006;48:14-20. [PubMed] [Google Scholar]

16. Luma GB, Spiotta RT. Hypertension in children and adolescents. Am Fam Physician. 2006;73:1558-68. [PubMed] [Google Scholar]

17. Segura J, Ruilope LM. Obesity, essential hypertension and renin-angiotensin system. Pub Hlth Nutr. 2007;10:1151-5. [PubMed] [Google Scholar]

18. Sorof J, Daniels S. Obesity hypertension in children: Um problema de proporções epidémicas. Hypertension. 2002;40:441-7. [PubMed] [Google Scholar]

19. Hwang IS, Ho H, Hoffman BB, Reaven GM. Fructose-induced insulin resistance and hypertension in rats. Hypertension. 1987;10:512-6. [PubMed] [Google Scholar]

20. Dodt C, Wellhöner JP, Schütt M, Sayk F. Glucocorticoids and hypertension (em alemão) Der Internist. 2009;50:36-1. [PubMed] [Google Scholar]

21. Pimenta E, Oparil S. Papel do aliskiren na proteção cardio-renal e utilização em hipertensos com múltiplos factores de risco. Vasc Hlth Risk Manag. 2009;5:453-63. [PMC free article] [PubMed] [Google Scholar]

22. Takahashi H. Hiperatividade simpática na hipertensão (em japonês).Nippon Rinsho. Jpn J Clin Med. 2008;66:1495-502. [PubMed] [Google Scholar]

23. Sagnella GA, Swift PA. The renal epithelial sodium channel: Genetic heterogeneity and implications for the treatment of high blood pressure. Curr Pharma Design. 2006;12:2221-34. [PubMed] [Google Scholar]

24. Farnworth NR, Akerele O, Bingel AS, Soejarto DD, Guo ZG. Medicinal plants in therapy. Boletim da OMS. 1985;3:965-81. [PMC free article] [PubMed] [Google Scholar]

25. Simpson D. Buchu--South Africa's amazing herbal remedy. Scott Med J. 1998;43:189-9. [PubMed] [Google Scholar]

26. Reinhart KM, Coleman CI, Teevan C, Vachhani P, White CM. Effects of garlic on blood pressure in patients with and without systolic hypertension: A meta-analysis. Ann Pharmacother. 2008;42:1766-71. [PubMed] [Google Scholar]

27. Ried K, Frank OR, Stocks NP, Fakler P, Sullivan T. Effect of garlic on blood pressure: A systematic review and meta-analysis. BMC Cardiovasc Disord. 2008;8:13. [PMC free article] [PubMed] [Google Scholar]

28. Dhawan V, Jain S. Garlic supplementation prevents oxidative DNA damage in essential hypertension. Mol Cell Biochem. 2005;275:85-94. [PubMed] [Google Scholar]

29. Hasrat JA, Pieters L, Vlietinck AJ. Plantas medicinais no Suriname. J Pharm Pharmacol. 2004;56:381-7. [PubMed] [Google Scholar]

30. Somanadhan B, Varughese G, Palpu P, Sreedharan R, Gudiksen L, Smitt UW, et al. An ethnopharmacological survey for potential angiotensin converting enzyme inhibitors from Indian medicinal plants. J Ethnopharmacol. 1999;65:103-12. [PubMed] [Google Scholar]

31. Gharooni M, Sarkarati AR. Aplicação de Apium graveolens no tratamento da hipertensão. Tehran Univ Med J. 2000;58:67-9. [Google Acadêmico].

32. Hansawasdi C, Kawabata J, Kasai T. Inibidores de alfa-amilase do chá de rosela (Hibiscus sabdariffa Linn.). Biosci Biotechnol Biochem. 2000;64:1041-3. [PubMed] [Google Scholar]

33. Burke V, Hodgson JM, Beilin LJ, Giangiulioi N, Rogers P, Puddey IB. Dietary protein and soluble fiber reduce ambulatory blood pressure in treated hypertensives. Hypertension. 2001;38:821-6. [PubMed] [Google Scholar]

34. Keenan JM, Pins JJ, Frazel C, Moran A, Turnquist L. Oat ingestion reduces systolic and diastolic blood pressure in patients with mild or borderline hypertension: Um ensaio-piloto. J Fam Pract. 2002;51:369. [PubMed] [Google Scholar]

35. Yang YC, Lu FH, Wu JS, Wu CH, Chang CJ. The protective effect of habitual tea consumption on hypertension. Arch Intern Med. 2004;164:1534-40. [PubMed] [Google Scholar]

36. Gilani AH, Aftab K. Hypotensive and spasmolytic activities of ethanolic extract of Capparis cartilaginea. Phytother Res. 1994;8:145-8. [Google Scholar].

37. Gilani AH, Jabeen Q, Ghayur MN, Janbaz KH, Akhtar MS. Estudos sobre as actividades anti-hipertensiva, antiespasmódica, broncodilatadora e hepatoprotectora do extrato de sementes de Carum copticum. J Ethnopharmacol. 2005;98:127-35. [PubMed] [Google Scholar]

38. Cheema MA, Priddle OD. Pharmacological investigation of isochaksine: Um alcaloide isolado das sementes de Cassia absus Linn. (Chaksu) Arch Int Pharmacodyn Ther. 1965;158:307-13. [PubMed] [Google Scholar]

39. Ajagbonna OP, Mojiminiyi FBO, Sofola OA. Efeitos relaxantes do extrato aquoso da folha de Cassia occidentalis em anéis aórticos de ratos. Afr J Biomed Res. 2001;4:127-9. [Google Scholar].

40. Gilani AH, Aftab K, Ahmed W. Antihypertensive activity of methanolic extract of Castanospermum australe leave. J Anim Plant Sci. 1991;1:113-6. [Google Scholar]

41. Dubey MP, Srimal RC, Nityanand S, Dhawan BN. Pharmacological studies on coleonol: A hypotensive diterpene from Coleus forskohlii. J Ethnopharmacol. 1981;3:1-13. [PubMed] [Google Scholar]

42. Mashour NH, Lin GI, Frishman WH. Herbal medicine for the treatment of cardiovascular disease: Clinical considerations. Arch Intern Med. 1998;158:2225-34. [PubMed] [Google Scholar]

43. Bensky D, Gamble A. EUA: Eastland Press; 1990. Medicina Herbal Chinesa. [Google Scholar].

44. Brixius K, Willms S, Napp A, Tossios P, Ladage D, Bloch W, et al. O extrato especial de Crataegus WS 1442 induz um vasorelaxamento dependente do endotélio, mediado por NO, através da fosforilação da eNOS na serina 1177. Cardiovasc Drugs Ther. 2006;20:177-84. [PubMed] [Google Scholar]

45. Schüssler M, Hφlzl J, Fricke U. Myocardial effects of flavonoids from Crataegus species. Arzneimittelforschung. 1995;45:842-5. [PubMed] [Google Scholar]

46. Ajayi GO, Adegunloye BJ, Oroye O. Effects of Crinum glaucum on cardio-respiratory function in anaesthetized cat. Nig J Nat Prod Med. 1997;1:15-6. [Google Scholar].

47. Gilani A H, Aftab K. Acções farmacológicas de Cuscuta reflexa. Informa healthcare. 1992;4:296-302. [Google Scholar].

48. Gilani AH, Shaheen E, Saeed SA, Bibi S, Irfanullah, Sadiq M, Faizi S. Hypotensive action of coumarin glycosides from Daucus carota. Phytomedicine. 2000;7:423-6. [PubMed] [Google Scholar]

49. Fu HW, Zhang L, Yi T, Feng YL, Tian JK. Dois novos sesquiterpenóides do tipo guaiano dos frutos de Daucus carota L. Fitoterapia. 2010;81:443-6. [PubMed] [Google Scholar]

50. Ho CS, Wong YH, Chiu KW. A ação hipotensora de Desmodium styracifolium e Clematis chinensis. Am J Chin Med. 1989;17:189-202. [PubMed] [Google Scholar]

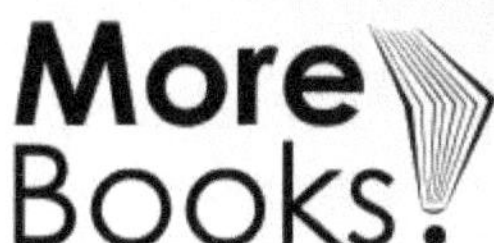
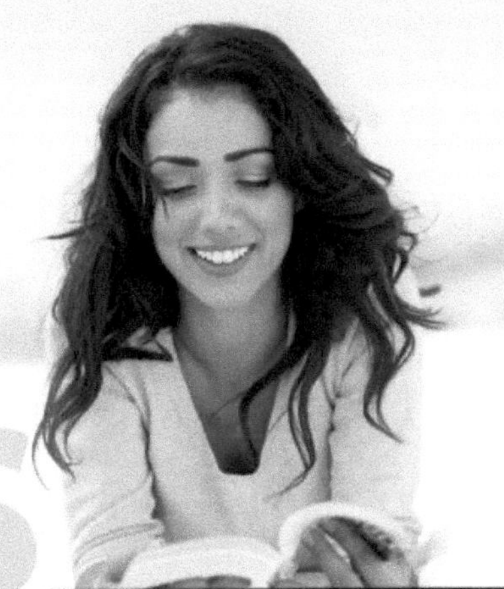

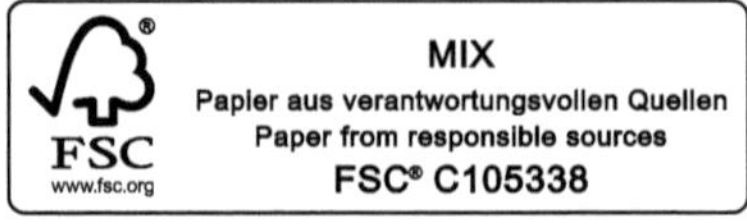

Printed by Books on Demand GmbH, Norderstedt / Germany